SUSAN ERK

Schockieren Sie Ihren Arzt
Werden Sie gesund

Russische Heilgeheimnisse

Schockieren Sie Ihren Arzt

Werden Sie gesund

Russische Heilgeheimnisse

© 2014 - Susan Erk
ISBN: 978-3-8423-7862-9
Herstellung und Verlag:
Books on Demand GmbH, Norderstedt
Alle Rechte liegen bei der Autorin
Cover-Bild: © dondoc-foto - Fotolia.com

Hinweise

Wenn in diesem Buch der Begriff **Heilung** verwendet wird, ist damit eine Aktivierung der Selbstheilungskräfte gemeint, nicht wie im Sinne der Medizin das Ausheilen von Krankheiten. Da sich die Aktivierung der Selbstheilungskräfte bei jedem Menschen sehr unterschiedlich gestalten kann, werden von der Autorin auch keine Heilungsversprechen oder Erfolgsversprechen für die genannten Verfahren gegeben. Alle Angaben in diesem Buch sind ohne Gewähr und unverbindlich. Die Autorin haftet nicht für eventuelle Nachteile und Schäden, die aus den nachfolgenden gemachten Aussagen resultieren. Die gemachten Ratschläge ersetzen weder die Untersuchung noch die Betreuung durch einen Heilpraktiker oder Arzt.

Inhalt

<u>Kapitel 1</u>

Ein Wunder, bitte!

Die Interessen der Kranken decken sich nicht immer mit den Wirtschaftsinteressen. Krankheit ist daher besser als Gesundheit.

Ein Wunder, nur eins! Manchmal, wenn alles hoffnungslos, unumkehrbar und ausweglos erscheint, dann wünschen wir uns nichts sehnlicher als ein Wunder. Wunder geschehen. Immer wieder. Doch meistens nur bei den Anderen. So denken die Meisten. Gerade dann, wenn 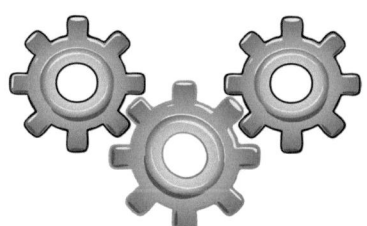 es um unsere Gesundheit geht, so wünschen wir uns nichts sehnlicher als einen gesunden Körper. Wir alle haben den Eindruck, dass wir im Gesundheitssystem schon lange nicht mehr als Menschen gesehen werden, die ihre Gesundheit wieder erlangen wollen und sollen. Zu unersetzbaren und somit kostbaren Rädchen im Krankheitsgetriebe sind wir geworden. Wenn ein Rädchen ausfällt, dann steht das ganze Getriebe still. So ist es kein Wunder, dass die Kranken krank bleiben und die Gesunden krank werden sollen. Und das, obwohl unsere Krankenkassen selbst schon Pflegefälle auf der Intensivstation sind und eigentlich keine finanziellen Mittel mehr für die Betreuung und

Die meisten Menschen sterben an ihren Medikamenten und nicht an ihren Krankheiten.
Jean-Baptiste Molière

Versorgung der Kranken zur Verfügung stehen. Und wir haben das ohne zu Hinterfragen so hingenommen. Hand aufs Herz: Haben Sie nicht auch den Eindruck, dass es heutzutage erst ein Medikament gibt und dann eine neue, passende Krankheit dazu gefunden oder besser erfunden wird? Sicher haben Sie noch die Bilder der Vogelgrippe und Schweinegrippe im Kopf. Wie schnell es doch damals Medikamente und Impfstoffe gab, der unermüdlichen medizinischen Forschung gilt der Dank der breiten Bevölkerung. An diese Stelle passt, so glaube ich, ein vortreffliches Zitat von Voltaire: „Ärzte geben Medikamente, von denen sie wenig wissen, in Menschenleiber, von denen sie noch weniger wissen, zur Behandlung von Krankheiten, von denen sie überhaupt nichts wissen."

Heute ist auch Ihnen ein Wunder widerfahren: Sie lesen dieses wirklich einzigartige Buch, dass Ihnen dabei helfen kann, aus dem System der Krankheitserfinder auszubrechen. Machen Sie sich unabhängig, wenn es darum geht, gesund zu werden. Denn um Gesundheit wieder zu erlangen, bedarf es meist keiner Medikamente, Tropfen oder Pülverchen, sondern Wissen um die Ursache des Problems und dem Umgang mit dem Problem. Denn mit Hilfe der Russischen Heilgeheimnisse können Sie sich jetzt selbst heilen, wenn Sie das wirklich und aus Ihrem tiefsten Innersten wollen. Zuerst meist nur in Russland angewandt, beginnt jetzt der Siegeszug dieser einzigartigen, effektiven und vor allem von Ihnen selbst durchführbaren Methoden auch in unseren westlichen Ländern.

Diese Geheimnisse sind so effektiv und machtvoll, dass sie bei uns Menschen längst verlorene Fähigkeiten wieder erwecken können.

Einer der ersten Entdecker, Erforscher und Lehrer dieser hoch interessanten Techniken ist Grigori Grabovoij. Er entwickelte unter anderem Techniken zur Regeneration von Organen. Ein ebenso bekannter Forscher auf dem Gebiet der Russischen Heilgeheimnisse ist Arkadij Petrov. Er hat, so wie Grabovoij, verschiedene Methoden zur Organregeneration, Gesundwerdung und Gesunderhaltung entwickelt. Er lehrt und forscht in seinem Institut in Russland. Aber es gibt noch einige weitere Vertreter, deren Heilmethoden für jeden anwendbar sind. Sergei Lazarev schreibt z.B. in seinen Büchern, wie jeder Mensch die Ursachen von Krankheiten, Problemen und Schicksalsschlägen erkennen kann und wie durch die Änderung der Sicht auf die Dinge, es meist schon zur Verbesserungen oder zum völligen Verschwinden von Problemen kommen kann. Ich bin ebenfalls der Meinung, dass die richtige Sichtweise auf ein Problem sehr wichtig ist.

Wir dürfen gespannt sein, wie schnell sich die Russischen Methoden in unseren westlichen Ländern durchsetzen werden. Dass sie es tun, daran besteht kein Zweifel. Vielleicht wird es dann nicht mehr lange dauern, bis versucht wird, hierzulande diese und ähnliche Heilmethoden zu verbieten. So wie es

Die Menschen urteilen im Allgemeinen mehr auf Grund ihrer Augen als ihres Gefühls ... Denn die Gabe zu sehen hat jeder, aber zu fühlen nur wenige.
Niccolò Machiavelli

schon seit Jahren mit Nahrungsergänzungsmitteln und Naturheilpflanzen versucht und getan wird. 2011 soll eine „EU-Richtlinie zur Verwendung traditioneller und pflanzlicher medizinischer Produkte" (THMPD-Richtlinie 2004/24/EG) in Kraft treten. Hunderte pflanzliche und naturheilkundliche medizinische Produkte werden mit großer Sicherheit in der gesamten EU verboten. Natürlich nur zum Schutz der Bevölkerung....

Doch wenn diese Maßnahmen nur zu unser aller Schutz dienen, warum wird darüber nicht in den Medien berichtet, was unsere heldenhaften Politiker alles machen, um uns unwissende Bevölkerung vor der Gefährlichkeit von Pfefferminze und Co. zu beschützen?

Kapitel 2

WAS SIND DIE RUSSISCHEN HEILMETHODEN?

Keine Medikamente zur Wiederherstellung der Gesundheit notwendig. Unbedachte Aussagen über Prognosen von Seiten der Ärzte schaffen Programme der Selbstzerstörung und Tod im Unterbewusstsein des Patienten.

Was ist das Besondere, ja vielleicht sogar das Einzigartige an ihnen? Nun, das ist eigentlich ganz einfach zu erklären. Das Beste bei den Russischen Heilmethoden ist, so finde ich, dass sie ohne Medikamente und andere Hilfsmittel auskommen. Kostengünstiger kann es doch gar nicht gehen, oder? Noch nicht einmal homöopathische Mittel kommen zum Einsatz. Sie selbst sind Ihr einziges

Medikament, wenn es nach den Russen geht. Und das ist auch gut so. Denn wer abhängig von Pillen und Pulvern ist, ist abhängig von denen da ganz oben an den Hebeln der Macht. In letzter Zeit werden immer mehr Heilpflanzen verboten und die Grenzwerte für Nahrungsergänzungsmittel sollen weiter gesenkt werden. So werden wir Therapeuten, die auf die Natur gesetzt haben, gezwungen, immer neue Wege für die Gesundheit unserer Patienten zu gehen. Einer dieser Wege führte mich zu diesen verblüffenden Techniken, die es uns ermöglichen sollen, unser eigener Arzt und Retter in der Not zu werden. Das heißt, wir müssen nicht lebenslang Medikamente konsumieren.

Die Russischen Heilgeheimnisse beruhen auf einem ganz einfachen Konzept. Allein mit Ihrem Willen, mit der Kraft der Gedanken, etwas Disziplin und Durchhaltevermögen können Sie Ihren Körper veranlassen, sich zu regenerieren und sich selbst zu heilen. Das klingt unfassbar einfach und verleitet Sie jetzt vielleicht dazu, zu denken: „So etwas Einfaches kann gar nicht funktionieren." Warum nicht? Weil es dann schon viel früher diese Methoden hätte geben können? Oder aber, weil es die Einfachheit selbst ist, der diese Methoden zugrunde liegen? Die Einfachheit an diesen Methoden ist es, die sie so einzigartig machen. Sie müssen kein Geld mehr für irgendwelche überteuerten Mittel ausgeben. Sie sind frei von zusätzlichen Medikamenteneinnah-

Die Hälfte der modernen Medikamente könnte man aus dem Fenster werfen, wenn man nicht Angst um die Vögel haben müsste.
Henry Martin Fischer

men. Die Russischen Heilgeheimnisse sind so einfach, dass jeder, wirklich jeder mündige Bürger, sie anwenden kann. Jedoch nicht von Selbsterkenntnis oder dem Erwachen von Selbstbestimmung und dem Wunsch, mehr zu wissen, was zwischen Himmel und Erde geschieht. Die Russischen Heilgeheimnisse können der Anfang einer wunderbaren Reise sein. Einer Reise zu Gesundheit, Lebensglück, zu sich selbst und einem Stück Weisheit und Gelassenheit.

Ich glaube, der wichtigste Grund, warum die Russischen Heilgeheimnisse jetzt so populär werden, ist der Umstand, dass es möglich ist, Organe zu regenerieren bzw. nachwachsen zu lassen[1]. Das klingt schon nach Science Fiction oder Geisteskrankheit. Und doch gibt es in Russland Menschen, die mit Hilfe der Russischen Heilgeheimnisse sich wieder eine Niere oder eine Gebärmutter und sogar Zähne haben wachsen lassen. Die Unwahrscheinlichkeit dessen liegt nur in unserem Verstand, den wir im Laufe unseres Lebens immer mehr beschränkt haben. Wir müssen wieder unseres Selbst bewusst werden. Unseres Geistes, unserer Seele, unseres Körpers, unserer Fähigkeiten und unserer wahren Existenz hier auf diesem wunderschönen Planeten Erde. Denn mit Hilfe unseres Bewusstseins ist alles möglich. Auch Heilung. Durch die Russischen Heilgeheimnisse können Sie sich all dessen wieder bewusst werden. So viele neue Fähigkeiten an sich selbst entdecken und die Schranken und Barrieren in Ihrem Kopf überwinden. Und erkennen, dass es für jeden möglich ist, gesund zu sein,

---

1 laut A. Petrov

zu werden und ein glückliches, freies Leben zu führen. Eine der größten Barrieren, wenn es um die Heilung von Krebs geht, errichtet (unbewusst) oft Ihr behandelnder Arzt in Ihrem Gehirn. Unzählige Male pro Tag werden die folgenden Worte so oder in ähnlicher Weise ausgesprochen: „Tut mir sehr leid, der Krebs ist aggressiv, da können wir nichts mehr machen. Wir haben alle Möglichkeiten ausgeschöpft. Ihnen bleiben noch drei Monate. Genießen Sie die Zeit, die Ihnen noch bleibt."

Woher wollen diese Mediziner das wissen? Haben sie hellseherische Fähigkeiten, oder haben sie gar eine Glaskugel oder ein Orakel befragt? Jeder Mensch mitsamt seinem Tumor und seiner Krankheit ist anders. Doch das Dumme an der ganzen Angelegenheit ist, dass Sie als Patient, die von Seiten Ihres Arztes noch zugestandenen drei Monate, ohne wirklich zu hinterfragen, so annehmen. In Ihrem Unterbewusstsein beginnt nun der Count-Down. Und nach drei Monaten? Dann sind Sie tot! „Wie konnte er das nur wissen?", werden sich Ihre Angehörigen dann fragen. Voltaire, er lebte von 1694 – 1778, äußerte einmal Bemerkenswertes: „Wenn ein Arzt hinter dem Sarg eines Patienten geht, folgt manchmal tatsächlich die Ursache der Wirkung." Das ist kein schlechter Witz. Das ist die traurige Realität. Das Gleiche gilt für viele andere Krankheiten, wie zum Beispiel die große Gruppe der Autoimmunkrankheiten. Darunter fallen unzählige Erkrankungen, von A wie Allergie über S wie Schuppenflechte bis Z wie

Die Ärzte sollten nicht sagen: „Den habe ich geheilt." sondern: „Der ist mir nicht gestorben."
GEORG CHRISTOPH LICHTENBERG

14

Zöliakie. Meist heißt es immer: „Das ist eine unheilbare, lebenslange Erkrankung. Sie müssen dies und das einnehmen und auf dies und das verzichten." So werden wir als Patienten programmiert, tatsächlich krank zu bleiben.

Wir müssen diese Heilhindernisse, die wir von Seiten der Ärzte in unsere Gehirne gepflanzt bekommen haben, schleunigst überwinden und diese Barrieren, die uns in unserer Krankheit gefangen halten, zum Einsturz bringen. Mit einem fokussiertem Bewusstsein auf Ihre zukünftige Gesundheit sind Sie auf dem richtigen Weg. Niemand weiß, wann wir sterben! Und niemand weiß, dass Sie für immer krank sein werden! Wenn Sie für sich selber wissen, dass Sie ein gesundes Leben führen können, dann sind die Russischen Heilgeheimnisse genau dass Richtige für Sie, um diese Barrieren und Schranken, die Sie daran hindern, gesund zu sein, einzureißen.

Lesen Sie sich dazu bitte auch unbedingt das Kapitel 4 durch. Dort erfahren Sie, wie Sie mit Hilfe einer einfachen Technik tief verinnerlichte, negative Glaubenssätze löschen können.

Bei einem Seminar über russische Heilmethoden lernte ich Tatjana Eberl kennen, die selbst in Deutschland Seminare über russische Heiltechniken organisiert. Sie erzählte mir, dass sie von je her eine sehr starke Brille trug. Diese war sehr lästig und sie wollte sie loswerden. Und das „Wunder", welches die Schulmedizin als unmöglich bezeichnet, geschah: Brille überflüssig. Und das binnen weniger Tage! Das Wunder habe ich in Anführungszeichen gestellt, weil es ja eigentlich gar keines ist. Diese Frau hat die Schranken, die sie in ihrem Verstand errichtet hat, überwunden. Sie hat es einfach zugelassen, das es mehr gibt zwischen Himmel und Erde als zwischen einer Brille oder einer evtl. Augenoperation zu wählen. Auch abgenutzte Gelenke, Wirbel, oder Bandscheiben können sich wieder regenerieren. Das Einzige, was man für den Erfolg braucht, ist das Wissen, wie so eine Regeneration funktioniert. Und natürlich Durchhaltevermögen. Denn mit einem Fingerschnipp allein ist es nicht getan. Die Russischen Heilgeheimnisse sind nun mal keine Zauberei. Sie basieren auf dem neuesten Stand der Wissenschaft. Aber um seine abgenutzten Gelenke oder sogar ganze Organe zu regenerieren oder gar nachwachsen zu lassen, ist nicht nur das Wissen um die Technik, unser wieder erwachtes Bewusstsein und das tägliche Durchführen dieser Methoden von Nöten. Nein, auch eine gesunde und vitalstoffreiche Ernährung ist hier besonders wichtig. Wie soll Ihr Körper neues Gewebe aufbauen, ohne die dazu benötigten Nährstoffe zu erhalten? Wenn Sie ein Haus mit schlechten Materialien bauen, wie lange wird es stehen, ohne dass die ersten Risse entstehen, die Fassade bröckelt und der Schimmel blüht?

Jede Krankheit ist heilbar - aber nicht jeder Patient.
HILDEGARD VON BINGEN

Noch eine kurze Erklärung zum Wort „Durchhaltevermögen": Das ist nun wahrlich eine Eigenschaft, die mit ganz hinten steht, wenn es um unsere besonderen Eigenschaften geht.

Durchhaltevermögen zeigen wir meistens nur dann, wenn es um das Pflegen unserer Krankheiten geht. Oberste Priorität hat dann die pünktliche Einnahme der Medikamente, die regelmäßig geplanten Arztbesuche und das stete Austauschen über seine Krankheitssymptome mit anderen bei allerlei Gelegenheiten. Anstatt sich über etwas zu freuen, was am oder im Körper funktioniert, wird sich nur über das unterhalten, was eben nicht funktioniert. Mit welcher Begeisterung da manchmal über die Krankheiten gesprochen wird. Und der eine will den anderen noch übertrumpfen. Achten Sie mal bei Ihrer nächsten Familienfeier darauf. Da werden Gesunde schon beim Zuhören krank.

Was ich damit sagen will: Durchhaltevermögen entwickeln wir nur bei der Pflege und Erhaltung unserer Krankheiten und Wehwehchen. Wenn es aber darum geht, aktiv etwas für unsere Gesundheit zu tun, sind die meisten von uns ganz schnell auf der Reservebank. Das muss sich ändern! Sonst können auch die besten Heilmethoden, die sich auf dem neuesten Stand der Forschung befinden, wie eben die Russischen Heilgeheimnisse, nichts bewirken. Nur der stete Tropfen höhlt den Stein.

Kapitel 3

Mit seinen Gedanken Heilung fördern

Durch negative Gedanken krank werden. Ändern der inneren Einstellung und so eine Brücke zur Gesundheit schlagen.

Wenn Sie sich nun immer noch fragen, ob Sie sich tatsächlich selbst und anderen, vielleicht Ihrer Mutter oder Ihrem besten Freund Linderung oder sogar Heilung verschaffen können, frage ich Sie:

„Warum nicht? Was spricht dagegen?"

Wenn Sie natürlich fest davon überzeugt sind, dass Sie das niemals können, also ich meine, sich selbst zu heilen oder andere zu unterstützen, dann wird es so sein. Wenn Sie aber fest daran glauben, dass auch Sie es schaffen können, und Sie einige einfache Techniken anwenden, die ich Ihnen etwas später zeige, kann es auch Ihnen gelingen.

Seien Sie sich Ihrer Einstellung bewusst. Ihrer Einstellung zum Leben, zu Ihrem Körper, Ihrer Gesundheit, zu Ihrer Familie und zu Ihrem Umfeld. Denn das, was Sie denken und fühlen, spiegelt sich in allen Bereichen Ihres Lebens wider. Geben Sie acht auf Ihre Gedanken, auf positive genau wie negative. Sie sind eines der mächtigsten Werkzeuge in Ihrem Leben. Das beschränkt sich nicht nur auf die Gedanken, die sich mit Ihnen selbst beschäfti-

Pflege Deine Gedanken wie der Gärtner seinen Garten. Dabei achte auf die Früchte genauso wie auf das Unkraut.
Japanisches Sprichwort

gen. Auch die Menschen Ihrer Umgebung können Ihre Gedanken empfangen und in ihrem jeweiligen Unterbewusstsein speichern. Im schlimmsten Fall kann dies zu schweren Erkrankungen bei der anderen Person führen.

Das konnte ich bereits viele Male bei Patienten während einer Psychokinesiologiebehandlung nach Dr. Klinghardt feststellen. Sehr oft nehmen kleine Kinder unbewusst Konflikte, Ängste und Sorgen ihrer Eltern, Großeltern und der näheren Umgebung als ihre eigenen Probleme wahr und übernehmen diese in ihr Unterbewusstsein. Doch das kann fatale Auswirkungen auf das weitere Leben dieser Kinder haben. Wenn aus den Kindern Erwachsene geworden sind, werden diese unbewussten Programme dann aktiv. Sie entwickeln zum Beispiel die gleichen Krankheiten wie ihre Eltern. Diese Krankheiten werden dann nicht weiter hinterfragt, sondern als gegeben hingenommen. „Es sind halt die Gene, da kann man nichts machen". Dies gilt aber nicht nur für Krankheiten. Alle möglichen und unmöglichen Einstellungen, die Sie zu Ihrem Leben und zu Ihrer Umwelt haben, können andere Menschen unbewusst wahrnehmen und als ihre eigenen Überzeugungen verinnerlichen.

Wenn Sie zum Beispiel Geldsorgen haben und denken, dass das Geld an Ihrer misslichen Lage Schuld sei, wird das letztendlich auch so sein. Wenn Sie denken, es ist so schwer, genügend Geld zu verdienen, wird es auch so sein. Aber nicht nur für Sie. Auch für die nachkommende Generation, die vielleicht diesen Glaubenssatz übernommen hat, wird es dann schwer werden, ausreichend finanzielle Mittel zur Verfügung zu haben. Wenn Sie krank sind und mit Ihrem Schicksal hadern, sich bedauern und vielleicht sogar denken: „Das ist unfair, dass ich krank bin und mein Nachbar nicht, obwohl der viel ungesünder lebt als ich", so kann das nichts werden mit Ihrer Gesundheit. Sagen Sie sich lieber: „Obwohl ich so viel Stress habe, bin ich trotzdem gelassen. Stress kann mir nichts anhaben." Oder: „Obwohl so viele in meiner Familie an Krebs gestorben sind und ich auch an Krebs erkrankt bin, werde ich wieder gesund. Ich werde schon bald vollständige Gesundheit erlangt haben. Heilung ist bereits geschehen."

Sind Sie ein Pessimist und denken oft: „Die Welt ist schlecht", so ist sie das auch. Die Menschen in Ihrem Umfeld sind schlecht gelaunt, der Arbeitsplatz ist die Hölle und eigentlich könnte alles besser laufen. Wird es aber höchstwahrscheinlich nicht. Denken Sie: „So ein Pech, warum passiert das immer mir?" Dann werden Sie auch weiterhin Pech haben. Doch haben Sie eine positive Ausstrahlung und denken sich: „Jedes Schlechte bringt auch etwas Gutes!", so wird Ihnen nach einem Missgeschick auch wieder etwas Gutes geschehen. Sie leben entspannter und haben mehr Freude im Leben. Wir alle haben eine Fülle Gedanken, die uns den Tag über begleiten, die kommen und gehen. Denken Sie positiv.

Das Glück im Leben hängt von den Gedanken ab, die man hat.
MARC AUREL

Ich weiß, niemand kann immer nur fröhlich sein und das Leben als endlose Party sehen. Darum geht es auch gar nicht. Es geht nur darum, das Sie sich Ihrer Gedanken bewusst werden. Wirklich realisieren, was Sie denken, wie Sie sich fühlen. Fühlen Sie sich gut, weiter so. Geht es Ihnen gerade schlecht, sind Sie depressiv oder vielleicht sogar wegen einer schweren Krankheit verzweifelt? Dann seien Sie depressiv oder verzweifelt. Aber nur für kurze Zeit! Wenden Sie sich dann, wenn Sie sich dieser Gedanken und Gefühle bewusst geworden sind, wieder der Hoffnung zu. Denn Gedanken sind starke und mächtige Instrumente. Sie können uns nicht nur krank machen, sondern uns auch helfen, wieder gesund zu werden oder ein allgemein besseres Leben zu führen; mehr Geld zu verdienen und glücklich zu sein. Denn wir erschaffen mit unseren Gedanken Realitäten. Nicht nur Ihre, auch eventuell die Ihrer Kinder oder Enkel. Erschaffen Sie positive Welten! Verwandeln Sie geistig Ihre Krankheit in Gesundheit. Denken Sie immer daran: „Heilung ist bereits geschehen." Dies ist ein ganz bedeutungsvoller Satz. Sagen Sie ihn mit voller Überzeugung. Täglich, wann immer Sie wollen. Fühlen Sie diesen Satz in Ihrem Herzen. Fühlen Sie die Gesundheit. Wie sie zu Ihnen zurück kommt. Erschaffen Sie sich eine gesunde Realität.

Sie ganz allein sind der Architekt dieser neuen Welt. Denn dies ist ein wichtiger Teil vom „Gesetz von Gleichheit und Anziehung."
Verstehen Sie, was ich damit sagen will: Senden Sie Negatives aus, werden Sie Negatives empfangen. Senden Sie Positives aus, so wird das Positive zu Ihnen kommen.

Egal, ob in gesundheitlichen Dingen, Finanzen, Partnerschaft und dergleichen. Dies gilt für alle Bereiche des Lebens. Und vergessen Sie nicht: Meist bringt auch das Schlechte etwas Gutes mit sich. Manchmal braucht man länger, um es zu erkennen. Doch macht man sich die Mühe, genau hinzusehen, so wird man es doch bemerken.

Kapitel 4

DER WILLE, GESUND ZU WERDEN

Das Unterbewusstsein – Schlüssel zu Krankheit und Gesundheit. Technik zur Löschung negativer, krank machender Glaubenssätze. Positive Glaubenssätze dauerhaft verankern.

Ich werde Ihnen jetzt eine ganz einfache Frage stellen. Doch bevor Sie, vielleicht sogar mit etwas Empörung antworten, möchte ich Sie bitten, erst ganz genau zu überlegen, bevor Sie antworten. Frage: **„Möchten Sie überhaupt gesund sein?"**

So, ich denke, das Sie zu einer Antwort gelangt sind. Ich glaube mal, dass Sie gesund werden wollen. Selbstverständlich sogar. Doch raten Sie einmal, wer Ihnen diese Antwort ins Gehirn gepflanzt hat. Genau, ihr Verstand! Doch haben Sie sich schon einmal überlegt, was Ihr Unterbewusstsein will? Bei wie vielen Ärzten waren Sie schon? Sind Sie nicht

Der Arzt verbindet nur deine Wunden. Dein innerer Arzt aber wird dich gesunden. Bitte ihn darum, sooft du kannst.
PARACELSUS

auch von Pontius zu Pilatus gelaufen oder gefahren, mit der bescheidenen Hoffnung auf Linderung? Denn Heilung kann man wahrscheinlich in Ihrem Fall ausschließen, wenn es nach der Meinung der Ärzte und Doktoren geht.

Warum geht es Frau Meier, nachdem Sie den dritten Rheumatologen verschlissen hatte und die Krankenkasse schon mit der Aussetzung der weiteren Kostenübernahmen gedroht hatte, doch endlich besser und bei Ihnen, ausgerechnet bei Ihnen, tut sich nichts? Keine Heilung, keine Linderung? Waren Sie nicht schon bei mindestens genau so vielen Koryphäen, haben Sie nicht noch mehr und teurere Medikamente und Aufenthalte in Kurkliniken bekommen? Warum ist das so, werden Sie sich sicherlich schon oft enttäuscht gefragt haben. Und hier kommt jetzt Ihr Unterbewusstsein ins Spiel.

Ihr Bewusstsein, Ihr Verstand, möchte natürlich liebend gerne, dass Sie gesunden. Doch haben Sie schon einmal an Ihr Unterbewusstsein gedacht, was es gerne möchte? Verstehen Sie mich jetzt bitte nicht falsch. Ich möchte nicht auf die Psychoschiene hinaus. Das machen die Ärzte schon von ganz allein, irgendwann. Wenn deren Budget ausgeschöpft ist und / oder sie Ihre Klagen nicht mehr hören wollen oder können. Dann gibt es ein Rezept für Psychopharmaka. Danke, der Nächste, bitte. Nein, ich meine etwas ganz anderes. Etwas, das so anders und genial einfach ist, und gleichzeitig super schnell wirkt und ohne Medikamente auskommt, dass ich mich frage, warum das nicht   jeder Arzt, Heilpraktiker oder ein in irgendeiner Art und Weise therapeutisch tätiger Mensch anwendet. Vielleicht, weil das Wartezimmer dann nicht mehr ganz bis zum Platzen gefüllt ist. Nun sind Sie wahrscheinlich schon sehr gespannt, was es mit dieser Sache wohl auf sich hat. Sämtliche Ärzte in der näheren Umgebung wurden konsultiert, alle möglichen altbewährten und neueren Verfahren wurden ausprobiert, und nichts hat wirklich geholfen. Und dann wird eben ein Termin bei den „Alternativlern" ausgemacht. „Umbringen wird sie mich ja wohl nicht", wird da wahrscheinlich vor sich hingemurmelt, während das Telefon läutet.

Sitzt mir dann Frau Müller (Name frei erfunden) erst einmal gegenüber, heißt es :"Bitte helfen sie mir, sie sind meine letzte Hoffnung". Nachdem dann die Krankengeschichte meist in den schillerndsten Farben dargeboten wurde, bitte ich die Patientin, wie besprochen, sich auf meine Liege zu legen. Als nächstes teste ich routinemäßig kinesiologisch einiges ab. Kinesiologie bedeutet, dass ich an Hand der Muskelkraft, die sich bei diesem Test beim Patienten ändert, Aussagen über seine Gesundheit oder Krankheit machen kann, um es ganz vereinfacht zu sagen. Bei meinen Tests komme ich dann auch irgendwann mal zu dem Punkt, an dem ich sage: Frau Müller, sagen sie doch bitte einmal: „Ich möchte vollkommen gesund sein." Meist werde ich natürlich total schief angesehen. Ich bitte dann noch einmal, den Satz: „Ich möchte vollkommen gesund sein.", zu sagen. Wird dann meiner Bitte Folge

Fürs Kranksein gibt es bestimmt einen Grund. Fürs Gesundwerden gibt es hundert Gründe.

Lebensweisheit aus China

24

geleistet und die Muskelkraft ändert sich, so weiß ich jetzt, dass Frau Müller in ihrem tiefsten Inneren, nämlich ihrem Unterbewusstsein, nicht gesund werden will. Es gibt noch einige weitere Sätze, die ich auf diese Weise teste. Zum Beispiel: „Es ist gefährlich für mich, wenn ich jetzt ganz gesund werde." Oder: „Ich möchte noch ein bisschen krank bleiben." Ein Klassiker unter diesen so genannten Glaubenssätzen ist: „Ich will leben", bzw. „Ich will tot sein." Habe ich nun mit Frau Müller einen oder mehrere solcher Glaubenssätze gefunden, die, wie ich hier noch einmal ausdrücklich betonen muss, nichts mit unserem bewussten Verstand zu tun haben, müssen diese negativen Sätze in positive Glaubenssätze umgewandelt werden.

Stellen Sie sich Ihr Unterbewusstsein einfach wie eine riesige Festplatte vor. Die Daten, die auf dieser Festplatte gespeichert sind, werden zum ausführenden Programm weitergeleitet. Der negative, vom Unterbewusstsein gespeicherte Satz von Frau Müller z.B., lautet: „Ich will krank sein." So weiß also dann das ausführende Programm, der Körper, dass er doch bitte schön krank zu sein hat. Und da können auch alle Ärzte, Tabletten oder Fangopackungen nichts ändern! Und hier kommt jetzt diese simple Technik[2] zum Einsatz. Ich bitte Frau Müller, ihre Handkanten leicht aneinander zu klopfen, immer wieder und ohne Pause. Dies sollte ohne Schmerzen geschehen. Während des Klopfens muss jetzt Frau Müller mit Überzeugung sagen: „Ich will und ich kann jetzt vollkommen gesund sein." Dieser Satz wird 4 mal wäh-

---

2 nach Dr. Klinghardt USA

rend des Klopfens wiederholt. Jetzt hat das Unterbewusstsein von Frau Müller den Satz als stimmig übernommen. Als nächstes sage ich zu Frau Müller, dass dies ihre Hausaufgabe für sechs Wochen sein wird. Das heißt, sechs Wochen lang 4x täglich vor dem Spiegel laut und deutlich zu sagen: „Ich will und ich kann jetzt vollkommen gesund sein." Eigentlich reichen zur endgültigen Umprogrammierung 2x täglich Klopfen für 3 Wochen. Aber ich werde mich hüten, dies meiner Patientin zu sagen. Da es in der Natur des Menschen liegt zu schludern, vor allem in Gesundheitsdingen, sage ich eben 4x täglich 6 Wochen. So kann ich ziemlich sicher sein, dass wenigstens 2x täglich 3 Wochen geklopft wird. In der Zwischenzeit hält sich Frau Müller an meine übrigen Anweisungen und klebt sich einen Zettel mit dem zu verinnerlichenden Satz an ihren Badezimmerspiegel. So wird sie immer wieder beim Gang zur Toilette an ihre Hausaufgabe erinnert und sieht unserem nächsten Termin entgegen.

Nun werden einige von Ihnen mir vielleicht dagegen halten, dass sie schon mit Affirmationen gearbeitet haben. Doch dies hat mit Affirmationen nicht viel zu tun. An der Handkante liegt ein bestimmter Akupunkturpunkt. Er befindet sich am Grundgelenk des kleinen Fingers seitlich an der Handkante. Dieser Akupunkturpunkt hat eine Verbindung zum Unterbewusstsein. Das heißt: Beim Beklopfen von Dünndarm 3, so heißt dieser Punkt, wird das Unterbewusstsein derart aktiviert, dass

Seelenruhe, Heiterkeit und Zufriedenheit sind die Grundlagen allen Glücks, aller Gesundheit und des langen Lebens.
Christoph Wilhelm Hufeland

es den gefundenen negativen Glaubenssatz gegen den positiven, den Sie nun sprechen, austauscht. Nachdem wir für diese Sitzung das Unterbewusstsein von Frau Müller nun schon mal auf Gesundheit eingestellt haben, wähle ich dann zwischen den verschiedenen Techniken der Russischen Heilgeheimnisse aus. Nach der Behandlung erkläre ich Frau Müller, wie sie diese Behandlung selbst zu Hause wiederholen und unterstützen kann. Einige dieser Übungen finden Sie im übernächsten Kapitel.

<u>Kapitel 5</u>

KÖRPER UND ÄTHERKÖRPER
WIEDER VEREINEN

Krankheit durch Trennung von physischem und energetischem Körper. Schnelle Wiederherstellung der Verbindung von energetischem und physischem Körper. Warum ist das so wichtig bei Tumorerkrankungen?

Bevor Sie an einem gesundheitlichen Problem arbeiten wollen, ist es wichtig, Ihren Körper auf allen Ebenen so zu informieren und vorzubereiten, dass es tatsächlich auch zur Heilung kommen kann. Hierbei spielt die Beseitigung einer räumlichen Trennung eine wichtige Rolle. So berichtet Tatjana Eberl aus eigener Erfahrung, dass an jeder Erkrankung auch eine Ablösung des Ätherkörpers vom physischen Körper beteiligt ist. Das heißt: Unser menschlicher, sichtbarer Körper ist noch von mehreren unsichtbaren Energiekörpern umgeben. Einer dieser Energiekörper ist unser Ätherkörper. Eine kurzzeitige Ablösung und Wiedervereinigung kennen wir alle in Form eines komischen Gefühls im Bauch, wenn wir Achterbahn fahren, schaukeln oder im Flugzeug in ein Luftloch geraten. Diese Trennung und Wiedervereinigung geschieht binnen weniger Sekunden und führt zu keinerlei gesundheitlichen Schäden. Verbindet sich der physische Körper nicht mehr mit dem Ätherkörper, so führt dies zu mehr oder minder schweren Krankheiten.

Ursachen, die zur Ablösung des Ätherkörpers führen, gibt es viele: Unfälle, seelische Traumata, großer körperlicher oder seelischer Stress.

Verbindet man den physischen Körper nun nicht wieder mit dem Ätherkörper, dauert die Wiederherstellung der Gesundheit einfach länger und gestaltet sich schwieriger. Deshalb denken Sie daran, egal wo Ihr gesundheitliches Problem liegt, vergessen Sie nicht, die räumliche Trennung vom Ätherkörper und physischem Körper zu beseitigen. Dies geht ganz einfach, in dem Sie folgenden Text vor jeder Behandlung leise aufsagen.

Jede Krankheit hat ihren besonderen Sinn, denn jede Krankheit ist eine Reinigung; man muss nur herausbekommen, wovon.
CHRISTIAN MORGENSTERN

Text zur Aufhebung der räumlichen Trennung[3] / Regeneration:

Ich schaffe ein Programm, das nur mit mir arbeitet, nach dem Prinzip: Schade nicht. Weder mir, noch meiner lebendigen Umgebung. Dies ist ein Programm, dass das Phantom der Erkrankung auf der energetischen Ebene liquidiert, sowie Dysbalancen der Steuerungsprozesse von Organen, Knochen, Nerven und Geweben auf allen Körperebenen (vom physischen Körper bis zum ultravioletten Körper), auf allen Ebenen (Zellkernebene, intrazelluläre Ebene, Gewebsebene, Organebene, Ebene des physischen Körpers, auf feinstofflicher Ebene und dem Organismus im Ganzen) neutralisiert. Ebenfalls auf allen Steuerungsebenen, Strukturen und Kanälen, Kanälen des höheren Ich, auf allen Frequenzen, Harmoniken und Subharmoniken, Amplituden sowie räumlichen Liquidationsstrukturen, die nach der Pathologie geblieben sind.

Ganz besonders wichtig ist dieser Text bei Personen, die sich einer Operation zur Entfernung von Tumoren unterzogen haben. Auch nachdem der Tumor entfernt wurde, ist die Information des Tumors und seiner Größe noch vorhanden. Unser Körper ist immer bestrebt, dieses Informationsfeld wieder aufzufüllen. So ist es nicht verwunderlich, dass Tumore, auch die, die restlos entfernt wer-

---

3 Quelle: Tatjana Eberl

den konnten, wieder nachwachsen. Das muss nicht gleich innerhalb der nächsten Wochen oder Monate geschehen. Manchmal braucht der Körper Jahre, um dieses Informationsfeld auch physisch wieder zu regenerieren.

Kapitel 6

EINIGE HILFREICHE ÜBUNGEN

Sinnvolle, ergänzende Übungen zu den Russischen Heilgeheimnissen.
Ein enormes Potenzial, um Ihr körperliches Wohlbefinden zu steigern.

Die Russischen Heilgeheimnisse bieten eine Fülle an einfachen Übungen, mit deren Hilfe wir unser Wohlbefinden steigern und den Heilungsprozess noch effektiver gestalten können. Diese Übungen und Techniken, die ich Ihnen im Folgenden verrate, sind kein unbedingtes „Muss", wenn Sie an Ihrer Gesundheit arbeiten wollen. Sie sind aber sinnvolle Ergänzungen und für sich allein genommen, bergen sie schon ein enormes Potenzial, um Ihr körperliches Wohlbefinden enorm zu steigern. Wenn Sie jetzt vielleicht dazu tendieren, diese Übungen einfach weg zulassen, weil sie kein absolutes Muss darstellen, unter dem Vorwand: „Dazu habe ich ja auch keine Zeit", überlegen Sie kurz und seien Sie ganz ehrlich: Um die meisten Krankheiten im menschlichen Körper zu erschaffen, braucht man eine Menge Zeit. Oft verge-

Auch in ein neues Glück muss man sich schicken lernen.
MARIE VON EBNER-ESCHENBACH

hen Jahre, ja Jahrzehnte, in denen wir mit unerschöpflicher Beharrlichkeit an unserer Trägheit, dem Stress und unseren überaus üppigen Mahlzeiten gearbeitet haben. Ja, richtig. Übergewicht, Krebs, Herzinfarkt, Nierenversagen, Diabetes und diverse andere Krankheiten kommen nicht über Nacht und schon gar nicht aus heiterem Himmel. Krankheit erarbeitet man sich in den meisten Fällen. Nehmen Sie sich doch ab jetzt einfach mal etwas Zeit, um Ihr Leben zu verlängern, nicht, um es zu verkürzen! Alle Übungen habe ich bei Tatjana Eberl gelernt, sie sind nicht unbedingt russische Methoden, aber hilfreich.

<u>Kapitel 6.1</u>

Aktivierung unseres Willens

Ein einfaches Russisches Heilgeheimnis ist die Aktivierung der Hypophyse. Die Hypophyse (H) ist eine kleine Hormondrüse in unserem Gehirn und Zentrum

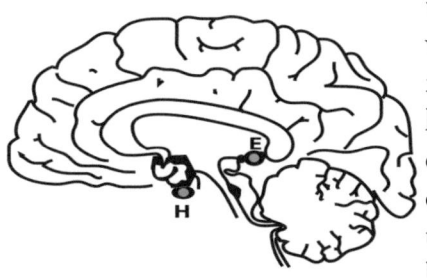

unseres Willens. Da viele Menschen heute nur noch als willenlose Marionetten durch den Alltag wandeln, anstatt bewusst und mit freiem Willen zu handeln, wäre es sinnvoll, dass jeder diese einfache Übung durchführt, nicht nur diejenigen, die gesundheitliche Probleme haben:

Die Hypophyse schalten Sie an, in dem Sie tief summen, am besten durch die Nase. Wenn Sie eine Vibration im Kopf spüren, haben Sie es richtig gemacht. Falls die Vibration noch auf sich warten lässt, versuchen Sie es einen Ton höher oder tiefer. Summen Sie mehrmals täglich für ein paar Minuten und spüren Sie die Veränderung. Sie müssen sie nur zulassen!

<u>Kapitel 6.2</u>

ATMEN DURCH DAS DRITTE AUGE

Eine weitere, äußerst effektive Hilfe bei der Gesundung, ist unsere Zirbeldrüse. Sie ist das Zentrum unserer Vorstellungskraft. Die Zirbeldrüse (Epiphyse E) ist, genau wie die Hypophyse, eine wichtige Hormondrüse und befindet sich ebenfalls in unserem Gehirn. Um die Zirbeldrüse mit Energie zu versorgen, atmen wir durch die Nase ein und schließen dabei unsere Augen. Während des Einatmens erspüren Sie, wie nicht nur

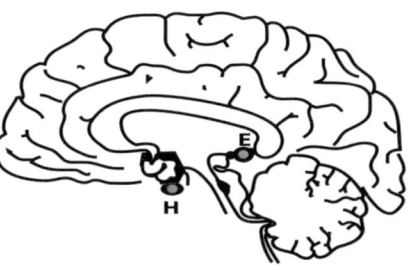

die Luft durch Ihre Nase in Ihren Körper strömt, sondern auch durch Ihre Stirn (durch das 3. Auge). So gelangt die Energie zur Zirbel-

Solange wir uns keine Vorstellung von dem Unerreichbaren machen, können wir uns auch das Erreichbare nicht gut vorstellen.
GILBERT KEITH CHESTERTON

32

drüse. Durch den Mund atmen wir wieder normal aus. Wiederholen Sie das mehrmals hintereinander. Stellen Sie sich dabei so realistisch wie möglich vor, wie die Energie durch das 3. Auge eintritt und durch Ihren Mund wieder herauskommt. So stärken Sie Ihre Zirbeldrüse und Ihre Vorstellungskraft. Und wenn Sie sich dann öfters am Tag wirklich realistisch vorstellen, dass Sie gesund sind, dann haben Sie sozusagen den Turboknopf gedrückt. Dieser Turboknopf befördert Sie dann sprichwörtlich auf die Überholspur in Richtung Gesundheit.

Kapitel 6.3

DIE GEISTIGE ORGANMASSAGE

Wenn Sie schon einmal eine Massage bekommen haben, wissen Sie, wie wohltuend und gut sich das anfühlt. Ihre Haut und Ihre Muskulatur werden wieder gut durchblutet, und Sie fühlen sich einfach nur erfrischt, energiegeladen und doch entspannt. Doch nicht nur Ihre Muskulatur ist für eine regelmäßige Massage dankbar. Auch unsere zahlreichen inneren Organe, die uns tagtäglich durch unser Leben begleiten, ohne sich zu beklagen, selbst dann nicht, wenn Sie schon überfordert oder gar erkrankt sind, sind einer wohltuenden Massage keinesfalls abgeneigt. Für so eine Organmassage benötigen Sie keinen speziell ausgebildeten Physiotherapeuten, das können Sie auch allein! Hierzu brauchen Sie nur ein bisschen Vorstellungskraft. Diejenigen, die mit Yoga vertraut

sind, werden diese Übung wahrscheinlich schon kennen.
Um diese energetische, sehr wohltuende Organmassage durchzuführen, nehmen Sie bitte die Position, wie hier abgebildet, ein. Schließen Sie Ihre Augen und stellen Sie sich vor, Sie haben in Ihrer rechten Hand eine goldene Kugel. Spüren Sie nun, wie diese goldene Kugel in Ihre Hand eintaucht und beginnt, durch Ihren rechten Arm zu wandern. Sie geht weiter zur rechten

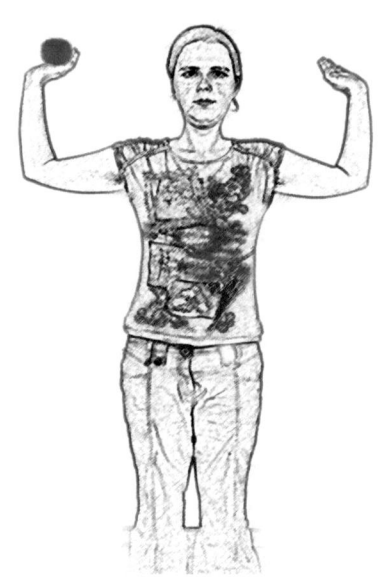

Schulter, zur linken Schulter, und dann gleitet sie hinab durch Ihre linke Körperhälfte. Spüren Sie und sehen Sie diese goldene Kugel, wie Sie durch Ihre linke Lunge, das Herz und die Niere gleitet, sich spielend leicht zur Milz bewegt, dann weiter durch Ihr linkes Bein und durch Ihren Fuß. Am Fuß tritt die Kugel wieder aus und taucht sanft in Ihren rechten Fuß wieder in Ihren Körper ein. Sie gleitet durch Ihren Fuß, Ihr rechtes Bein hinauf, durch Ihre Niere, Leber und durch die rechte Lunge in Ihre Schulter. Von Ihrer rechten Schulter gleitet die Kugel dann wieder in Ihre linke Schulter, um noch einige Male so durch Ihren

Liebe ist der höchste Grad der Arznei.
Paracelsus

34

Körper zu wandern. Beenden Sie die Übung, indem die Kugel an Ihrem linken Fuß austritt.

Diese Massage bietet Ihnen eine wunderbare Gelegenheit, die biochemischen und energetischen Prozesse Ihres Körpers zu aktivieren.

EINE UNTERHALTUNG IN EHREN....

Haben Sie schon mal mit Ihren Organen gesprochen? Nein? Dann wird es höchste Zeit! Die russischen Heiler und Forscher haben herausgefunden, dass es von allergrößter Bedeutung ist, sich liebevoll seinen Organen zu zuwenden. Ihre Organe arbeiten unermüdlich. 24 Stunden am Tag, 365 Tage im Jahr. So lange, bis Ihre Seele Ihren Körper verlässt und in das Reich Gottes heimkehrt. Für diese beachtliche Meisterleistung haben sich Ihre Organe eine Belohnung verdient. Stille Hinwendung, liebe Worte des Dankes, mehr ist es kaum, was sie verlangen. So können Sie Ihre Organe unterstützen und sie bei ihrer Arbeit motivieren.

Unter unseren Organen spielt die Milz eine besondere Rolle. Von der Schulmedizin recht stiefmütterlich behandelt und als leicht verzichtbar eingestuft, ist es ein sehr unterschätztes Organ. Denn die Milz produziert für alle anderen Organe Energie und versorgt sie damit. Außerdem fungiert sie als Energiereserve. Schmerzt die Milzgegend, hat sie selbst keine Energie mehr zur Verfügung. Dies kann dann fatale Auswirkungen auf unser Wohlbefinden (z.B. schnelle Ermüdbarkeit, niedrige Belastungsgrenze etc.) haben und sich sogar negativ auf andere Organe auswirken.

Sprechen Sie alle drei Sekunden für drei Minuten abwechselnd „Liebe" und „Dankbarkeit" zu Ihrer Milz. Hüllen Sie dabei die Milz beim Wort Liebe in eine rosa Wolke und bei Dankbarkeit in eine weiße Wolke ein. Wechseln Sie alle drei Sekunden ab: Liebe (rosa Wolke), Dankbarkeit (weiße Wolke), Liebe, Dankbarkeit...

Dadurch wird die Milz bei Ihrer Arbeit unterstützt und das Blut gereinigt. Das gereinigte Blut fließt dann durch alle Organe. Sollten Sie nach ein paar Minuten irgendwo ein komisches Gefühl oder sogar Schmerzen haben, wissen Sie, das dieses Organ besondere Zuwendung braucht, weil es entweder schon erkrankt ist oder ein energetischer Mangel vorliegt.

Kapitel 6.5

MASSAGE DER OHREN

In der traditionellen chinesischen Medizin ist schon lange bekannt, dass wir unsere Ohren nicht nur dazu haben, um sie mit Schmuck zu behängen. Die Ohrmuscheln enthalten viele bioaktive Punkte und Reflexzonen.

Wer keine Zeit für seine Gesundheit hat, wird eines Tages Zeit haben müssen, krank zu sein.
HAROLD J. REILLY

36

Massieren Sie regelmäßig Ihre Ohren. So wird der Energie fluss aktiviert, und Sie können Ihr Wohlbefinden steigern.

Kapitel 7

GESUND – UND WAS KOMMT DANN?

Wissen Sie überhaupt, was Sie tun, wenn Sie gesund sind? Nein, wozu brauchen Sie dann überhaupt Gesundheit? Setzen Sie sich Ziele!

In meiner Praxis habe ich oft erlebt, dass Patienten schon jahrelang krank sind, bevor sie zu mir kamen. Niemand konnte ihnen helfen. Irgendwann, nach einigen Behandlungen oder auch gleich beim ersten Besuch in meiner Praxis (es kommt immer auf den Patienten selbst und auf die jeweilige Situation an), frage ich: „ Was würden Sie eigentlich tun, wenn Sie diese Krankheit, oder diese körperliche Einschränkung etc. nicht mehr hätten? Was würden Sie tun, wie sähe Ihr Leben dann aus ?“ Viele sehen mich dann ganz erstaunt an und wissen gar nicht, was sie mir antworten sollen, außer: „Dann kann ich endlich ein gesundes Leben führen.“ Oder: „Dann bin ich endlich schmerzfrei.“ Und auch: „Dann bin ich nicht mehr so eingeschränkt.“ Aber wie sie dann tatsächlich ihr Leben gestalten werden, welche Richtung es dann einschlägt, darüber haben die Meisten noch nicht nachgedacht. Wissen Sie denn, welche Richtung Ihr neues, gesundes Leben einschlägt, wo es Sie hinführen soll und wird? Denken Sie darüber nach. Denn es ist von ganz enormer Wichtigkeit, dass Sie wissen, was Sie tun werden, wie sich Ihr Leben gestaltet, wenn Sie gesund sind, wenn Sie sich gut fühlen. Sie brauchen ein Ziel. Sozusagen einen neuen Lebensplan. Denn wer chronisch krank ist, ist oft den halben (oder gar den ganzen) Tag lang mehr oder minder mit seiner Krankheit beschäftigt. Da bleibt nicht viel Platz für andere Dinge: Für die Vorstellung, wie es ist, gesund zu sein. Was Sie alles tun werden, wenn Sie gesund sind. Doch wer keinen Plan hat für sein zukünftiges, gesundes Leben, der lebt weiterhin sein krankes. Der weiß dann nicht einmal, warum er / sie überhaupt wieder gesund werden soll. Einfach nur zu sagen: „Dann bin ich nicht mehr so eingeschränkt", reicht da bei weitem nicht aus. Malen Sie sich Ihr neues und gesundes Leben in den schönsten Farben aus. Wie Sie verreisen oder sogar einen Berg bezwingen, einen wunderbaren Urlaub auf einer traumhaften Insel verbringen, wieder in Ihren alten Beruf einsteigen oder sogar eine eigene, erfolgreiche Firma gründen.

Ihr Geist muss wissen, warum er die Kraft und die Energie im Körper aufbringen soll, um wieder gesund und unabhängig zu werden. Und hier kommt noch ein Punkt, den ich unbedingt ansprechen muss: Die Jahre der Umsorgtheit von Familienangehörigen, Freunden oder lieben Nachbarn können unseren Körper und die Seele ganz schön bequem machen. Auch wenn dies jetzt vielleicht etwas unbequem für den einen oder anderen ist. Denn Gesundheit bedeutet auch, dass man wieder selber Verantwortung für

Tue Gutes für Deinen Körper, damit Deine Seele Lust hat, darin zu wohnen.
Teresa von Avila

38

sich übernimmt. Viele Bequemlichkeiten fallen dann weg. Kochen, Putzen, Einkaufen, zur Arbeit gehen, waren für den ein oder anderen mitunter jahrelang Fremdwörter, weil es der schlechte Gesundheitszustand einfach nicht zuließ. Auch eine Krankheit hat manchmal ihre guten Seiten. Kommt die Gesundheit zurück, verschwinden viele lieb gewonnene Annehmlichkeiten. Werden Sie sich also klar darüber, was Sie wollen. Und wenn es Gesundheit ist, dann entscheiden Sie sich mit ganzer Seele und aus vollem Herzen dafür. Mit Ihrem Geist, Ihrer vielleicht neuen, zukünftigen Lebensführung und mit der Einhaltung der täglich durchzuführenden Techniken der Russischen Heilgeheimnisse können Sie es schaffen.

Kapitel 8

IHR KÖRPER IST EIN TEMPEL

Eine gesunde Lebensführung. Auf seine Gedanken achten. Man muss nicht immer das letzte Wort haben.

Ich habe einmal einen wunderschönen und zugleich wirklich weisen Spruch gelesen. „Tue Gutes für Deinen Körper, damit Deine Seele Lust hat, darin zu wohnen."

Schon Teresa von Avila, von der dieser Rat stammt, wusste bereits im 16. Jahrhundert, wie wichtig es ist, sorgsam mit seinem Körper umzugehen. Doch nur die Wenigsten beherzigen diesen klugen Rat. Und wenn, dann ist es meistens schon zu spät. Der körperliche Verfall ist schon weit fortgeschritten und die Ärzte können nicht helfen. Und mit „Gutes" ist ja eigentlich auch nicht der Gang zum Arzt gemeint. Nein, unser Körper braucht mehr als nur eine Packung Pillen. Er braucht Achtung, Zuwendung und verdient Respekt. Respektieren Sie Ihren Körper? Respektieren hat nichts mit Akzeptieren zu tun. Und überhaupt nichts mit Abfinden. Haben Sie sich mit Ihrem Körper abgefunden? Ja? Dann können und werden Ihnen die Ratschläge und Denkanstöße in diesem Buch nicht wirklich helfen. Denn wer sich mit etwas abgefunden hat, ändert nichts mehr an seiner Situation. Und den Spruch: „Du musst Dich so akzeptieren, wie Du bist" können Sie gleich vergessen. Das kann wirklich nur von Pseudopsychologen im Freundes- und Familienkreis kommen. Die wenigsten finden sich wirklich toll, fühlen sich super und können oder wollen sich so akzeptieren, geschweige denn respektieren, wie sie sind. Das liegt nun mal in der Natur des Menschen. Es geht hier nicht um schöner, schlanker, höher, besser oder schneller und so weiter.

Ich meine Selbstsicherheit, In - sich - ruhen und eine wirkliche und ehrliche Zufriedenheit mit sich und seinem Körper. Das funktioniert allerdings nur, wenn Sie Ihrem Körper den Respekt, die Aufmerksamkeit und Achtsamkeit schenken, die er verdient. Autos werden weit besser behandelt als unsere Körper. Doch Autos begleiten Sie nur ein paar Jahre. Ihr Körper hingegen ein Leben lang. Stellen Sie sich gut mit ihm. Er wird es Ihnen mit Gesundheit dan-

Das Gesundheitsinteresse ist riesengroß, das Gesundheitswissen ist mäßig, das Gesundheitsverhalten ist miserabel.
Christian Morgenstern

40

ken. Respekt Ihrem Körper gegenüber bedeutet weder den Gang zum Arzt, wenn Sie krank sind, noch die regelmäßige Einnahme der Ihnen verordneten Medikamente. Nein, eine gesunde Ernährung, regelmäßige Bewegung, regelmäßige Organreinigungen und Gedankenhygiene sind der Schlüssel zur Gesundheit. Die Russischen Heilgeheimnisse können ihr volles Potenzial nur entfalten, wenn Sie bereit sind, Ihren Körper zu reinigen und gut zu behandeln. Was spricht gegen eine Leber- Nieren- und Darmreinigung im Jahr zur Erhaltung Ihrer Gesundheit? Ihr Auto wird sicher öfters gewaschen. Selbst wenn Ihr Auto 80 Tausend € gekostet hat, Ihre Gesundheit ist mehr wert als alles Geld der Welt.

Wie genau Sie Ihrem Körper unter die Arme greifen können, indem Sie Ihre Organe regelmäßig reinigen und pflegen, erfahren Sie im Internet. Googeln Sie Organreinigungen nach Hulda Clark. Dort finden Sie zahlreiche Informationen und Internetshops. Jetzt werden Sie sich vielleicht denken: "Na ja, dann mache ich mal Hausputz. Was muss, das muss." Doch für viele ist die Ernährung ein wirklich heikles Thema. Die meisten Krankheiten entstehen durch eine falsche Ernährung. Dadurch überfordern und stressen Sie Ihren Körper. Sie können noch so willig und entschlossen sein, Ihre Gesundheit wieder herzustellen, aber sich in den Futtertrog greifen lassen, nein danke! Doch betrachten Sie sich einmal genau im Spiegel. Aus dem wundervollen Tempel von einst ist ein unansehnlicher Schuppen geworden. Der falschen Ernährung sei Dank. Sie müssen sich ja nicht kasteien und von 3 Salatblättern am Tag leben.

Nein. Reduzieren Sie einfach Ihren Fleisch- und Wurst-konsum. Früher gab es den Sonntagsbraten und Montags die Reste. Die übrige Woche wurde vegetarisch gelebt. Was spricht dagegen, das wieder aufleben zu lassen? Machen Sie Ihr Lebensglück nicht am Essen fest. Genießen Sie das Zusammensein mit der Familie, den Spaziergang mit Ihrem Hund und den Sonnenuntergang mit Ihrem Part-ner. Das sind die wirklich wichtigen Momente im Leben, die einem im Gedächtnis bleiben. Das Wurstbrot von ges-tern oder der Braten von voriger Woche versinken schnel-ler im Abgrund des Vergessens als ein Stein im Ozean.

Es gibt noch einen weiteren Punkt, den ich hier noch unbedingt ansprechen muss. Die bereits erwähnte Gedan-kenhygiene. Komisches Wort, ich weiß. Trotzdem kom-men wir nicht um dieses Thema herum. Ärgern Sie sich über Ihre Familie? Der idiotische Kollege ist ein wahrer Angeber, oder Ihre Freunde verdienen es gerade nicht, so genannt zu werden? Was kreist da so alles in Ihrem Kopf herum, wenn Sie an jemanden denken, den Sie viel-leicht sogar am liebsten auf den Mond schießen würden? Blödmann, doofe Nuss und was es da nicht sonst noch alles gibt, kommen bestimmt öfters in Ihren Gedanken vor. Manchmal ärgert man sich tagelang über unange-nehme Vorkommnisse. Kürzen Sie doch einfach den Prozess des Ärgerns ab. Natürlich kön-nen und müssen Sie nicht alles hinneh-men, was Hinz und Kunz so tun oder nicht tun. Sie sollen nur nicht mehr all zu viel Zeit damit verschwenden.

Gesundheit bekommt man nicht im Handel, sondern durch den Lebenswandel.
Sebastian Kneipp

Zeit ist kostbar. Genau wie Ihre Gesundheit. Wenn Sie das nächste Mal jemand nervt, sagen Sie sich doch einfach in Gedanken: „Friede sei mit dir. Du kannst nichts dafür, dass du so bist, wie du bist. Friede sei mit dir." Sprechen Sie einfach diese beiden Sätze mehrmals hintereinander und spüren Sie, wie der Ärger weniger wird. Lassen Sie ihn einfach los. Versuchen Sie diese einfache Technik, um den Prozess des Ärgerns immens abzukürzen. Wenn Sie immer wieder vor sich hinmurmeln: „So ein Idiot. Wie kann man nur so unfair sein!", dauert es manchmal tagelang, bis Sie sich beruhigen. Und der als Idiot betitelte wird sich wahrscheinlich auch weiterhin so verhalten. Sind Sie entspannt, bieten Sie weniger Angriffsfläche. Der Idiot bleibt wahrscheinlich einer, aber erst mal nicht wieder Ihnen gegenüber. Und seien wir doch mal ehrlich: Wer sich ärgert, hat weniger Zeit zum Glücklichsein. Also noch einmal: „Friede sei mit dir. Du kannst nichts dafür, dass du so bist, wie du bist. Friede sei mit dir."

Kapitel 9

GANZ WICHTIG

Keiner ist besser als der Andere. Wir sind alle gleich.

Zum Schluss: Nehmen Sie nicht alles hin, was Leute, von denen Sie glauben, sie wären klüger oder besser gestellt als Sie, sagen. Ärzte, Politiker, Chefs, Führungseliten. Wir alle haben sie zu Ikonen gemacht und auf ein Podest gestellt. Wir haben Sie zu dem gemacht, was sie eigentlich nicht sind: „Götter!" Jeder kennt doch den Spruch: „Der Halbgott in Weiß". Und in unserer heutigen Zeit ist ja fast schon jeder verehrungswürdig, der einen Anzug trägt. Vergessen Sie das nicht: Wir, das Volk, haben Politiker, Ärzte, Banker und auch Stars und Sternchen empor gehoben und zu Gott gleichen Wesen gemacht. Nicht Sie selbst. Und was haben wir noch getan? Wir haben unseren Verstand und unseren Willen ausgeschaltet. Deshalb sind wir heute da, wo wir sind. Am Abgrund. Das klingt zwar merkwürdig und dumm. Es ist aber so. Wir lassen uns tagtäglich für dumm verkaufen. Weil wir bequem geworden sind. Und weil wir es nun schon bald gar nicht mehr besser wissen können (und wollen), weil wir unseren Verstand und unseren freien Willen ausgeschaltet haben.

Schalten Sie Ihre Hypophyse an. Entwickeln Sie wieder einen Willen. Denken Sie für sich selber. Vertrauen Sie auf sich und vertrauen Sie Ihren Fähigkeiten, sich selbst zu heilen mit Hilfe der Russischen Heilgeheimnisse. So können Sie ein selbstbestimmtes Leben führen. Ohne Gängelband von oben. Denn es gibt nur einen, wahrhaftigen Gott. Machen wir uns auf die Suche nach ihm. Doch Gott ist nicht in materiellen Dingen zu finden. Und auch nicht in Dogmen der großen Kirchen. Gott ist überall. In blühenden Blumen, im Wind, wenn er über die Felder weht, in jedem noch so kleinen Kieselstein und in uns. Hat nicht Jesus gesagt:

> Das ganze Geheimnis, sein Leben zu verlängern, besteht darin, es nicht zu verkürzen.
>
> Ernst von Feuchtersleben

„Wisst Ihr nicht, dass Ihr (potentielle) Götter seid"?[4]

Damit Sie die Russischen Heilgeheimnisse noch besser kennen lernen können, habe ich für Sie einige oft gestelle Fragen, sowie die dazu gehörenden Antworten zusammengestellt.

Kapitel 10

FRAGEN UND ANTWORTEN

Wie kann man die Russischen Heilgeheimnisse ganz kurz beschreiben?
Der Mensch lebt auf 3 Ebenen: Auf der körperlichen, der geistigen und auf der mentalen Ebene. Ist ein Mensch erkrankt, so muss die Ursache dafür auf allen 3 Ebenen gesucht und behandelt werden. Wird eine oder werden gar 2 Ebenen in der Behandlung ausgelassen, kann der Patient nicht wirklich gesund werden. Das ist auch der entscheidende Unterschied zur Schulmedizin: Hier wird nur der Körper betrachtet, aber anstatt wenigstens da die Ursache zu suchen, gibt es nur Tabletten oder eine Operation. In zunehmenden Maße wird nun auch angefangen, die Psyche mit in die Behandlung einzubeziehen. Doch den Menschen auf allen 3 Ebenen zu betrachten, hat die klassische Medizin nicht gelernt. Und leider auch nicht begriffen, dass das der Schlüssel zur Wiederherstellung der Gesundheit ist.

---

4 aus „Der unbekannte Prophet Jakob Lorber" von Kurt Eggenstein

Bei welchen gesundheitlichen Störungen, bzw. bei welchen Krankheiten können die Methoden Linderung oder sogar Heilung bringen?

Eine Verbesserung des Gesundheitszustandes ist bei jeder Krankheit möglich. Aber eine wirkliche Heilung erfordert eine Reihe von Maßnahmen. Die wichtigste Maßnahme ist, seine eigenen Einstellungen zu sich, seiner Umwelt und zu den Ereignissen des Lebens zu ändern.

Wie werden die Menschen gesund, die die Russischen Heilmethoden anwenden?

Jeder kann sich nur selbst heilen. Denn jeder muss die Verantwortung für sich und seine Gesundheit selbst in die Hand nehmen. Zauberei gibt es nicht. Eine individuelle Ursachenforschung ist wichtig, z.B. mittels der Biolokation, aber auch mit technischen Hilfsmitteln, zum Beispiel dem TDS-Saphir Gerät. Das TDS-Saphir ist ein sehr einfach zu bedienendes Gerät zur Bestimmung des energetischen Status einer Person. Durch das einzigartige Zusammenspiel von Biolokation und dem Einsatz hochspezialisierter Technik können gezielt individuelle Pläne für jeden einzelnen Hilfesuchenden erstellt werden.

Warum erreicht die Schulmedizin bei chronischen Erkrankungen nur wenig?

Die klassische Schulmedizin beschränkt sich darauf, den physischen Körper zu behandeln. Aber die Veränderungen und Deformationen im Biofeld bleiben. Deshalb ist es dem Kör-

Der Mensch muss bei dem Glauben verharren, dass das Unbegreifliche begreiflich sei, er würde sonst nicht forschen.
JOHANN WOLFGANG VON GOETHE

46

per nicht möglich, wieder gesund zu werden. Verbesserungen, die vielleicht anfangs eintreten, halten oft nicht lange an oder sind nicht so stark, dass man als geheilt gilt.

Welche Grundvoraussetzungen brauchen Hilfesuchende, damit sie sich selbst heilen können?
Den Willen, selbst wieder die Verantwortung für ihre Gesundheit zu übernehmen. Aber natürlich auch den Glauben, dass alles möglich ist und dass man alles erreichen kann, was man will, wenn man nur will. Außerdem ist es wichtig, kontinuierlich an sich zu arbeiten. Es ist meist nicht ausreichend, nur einmal eine Übung durchzuführen und dann zu denken: Jetzt bin ich gesund.

Es wird gesagt, dass man ganze Organe und sogar Zähne nachwachsen lassen kann. Stimmt das?
Jedes Organ und jedes Organsystem entwickelt sich nach einer bestimmten Matrix, das heißt, einem energetischen Doppelgänger oder einem Phantom. Wenn ein Organ oder ein Teil des Organs entfernt wurde, bleibt dieses Phantom mit der gesamten Organinformation im Körper erhalten. Die klassische Medizin spricht selbst von Phantomschmerzen. Obwohl zum Beispiel ein Bein amputiert wurde, kann man das Bein trotzdem noch spüren und Schmerzen darin empfinden. Das heißt, die normale Information, aber auch die Information über die Krankheit und über die Veränderungen im Bio – Informationsfeld sind noch gespeichert.

In unserem Körper teilen und erneuern sich ständig Zellen. Diese Teilungsvorgänge unterliegen einem Plan, der im Phantom eines jeden Organs eingebettet ist. Wenn sich in diesem Plan ein Fehler befindet, dann wird das Gewebe in den Organen anfangen, sich auch, entsprechend dem Fehler, zu entwickeln. Das ist der Grund, warum sich Zysten und Tumore wieder regenerieren können, obwohl sie vollständig entfernt wurden. Es ist daher sehr wichtig, ja unbedingt erforderlich, diese Fehlinformationen und Fehlprogramme zu entfernen, damit die Zellen ihr eigenes, gesundes Regenerationsprogramm einschalten, welches dem göttlichen Plan entspricht. Dieses Prinzip betrifft alle Organe, Körperteile und auch die Zähne. (siehe dazu auch Kapitel 5: Körper und Ätherkörper wieder vereinen) Die eigene Motivation spielt bei der Organregeneration eine sehr große Rolle, ebenso die Kenntnisse, wie man die Regeneration einschalten und danach unterstützen soll. Das klingt zwar alles nach Zauberei, aber jeder Mensch ist ein Zauberer. Wir alle können das schaffen, wenn wir nur wollen.

Mit welchen Methoden kann man auf Ursachenforschung gehen?

Mit Hilfe der Biolokation kann man sich ein Bild machen vom Bio – Feld eines jeden lebendigen Organismus: Menschen, Tiere, Pflanzen, einzelnen Systemen, Strukturen, Organen, Zellen, der DNA und sogar einzelnen Genen. Durch die Biolokation kann man das Feld der kausalen Zusammenhänge, also die Ursachen, die zu den jeweiligen Problemen

Denke immer daran, dass deine eigene Entschlossenheit, erfolgreich zu sein, wichtiger ist, als alles andere.
ABRAHAM LINCOLN

bzw. Krankheiten geführt haben, erkennen.

Kann die Biolokation jeder lernen?

Wenn Sie diese wunderbare Methode selbst erlernen, werden Sie überrascht sein, wie einfach, genau und vielseitig diese Methode ist. Ja, die Biolokation kann jeder lernen.

Was kann man mit der Biolokation alles sehen?

Zuerst einmal kann man die Ursachen ermitteln, die zum jeweiligen Gesundheitsproblem geführt haben. Aber auch, woher private, familiäre Probleme oder Probleme am Arbeitsplatz etc. kommen. Ebenso die Veränderungen im Bio – Informations – Feld eines Menschen, also der Aura, lange bevor man die ersten Symptome verspürt und klinische Veränderungen auftreten.

Man kann feststellen, ob die Veränderungen im Bio – Informations – Feld durch Fremdeinwirkungen entstanden sind. Sie hilft dabei, die Ursachen zu verstehen und zu beseitigen. Sie erlaubt uns wie keine andere Methode, alle Ursachen aufzuspüren. Ihr Unterbewusstsein weiß alles. Und vor allem weiß es auch, wie man die Ursachen beseitigen kann, um es dann besser zu machen. Man kann eine genaue Diagnostik von jedem Organ, Organsystem, jeder Zelle, den Neuronen usw. erstellen und so die Ursachen erkennen, die zu dem Problem geführt haben. Man kann die Dynamik des Heilungsprozesses regelmäßig kontrollieren, die Regeneration beobachten und falls nötig, noch einmal entsprechende Korrekturen durchführen. Die Biolokation kann jeder zur Selbstdiagnostik und

Ferndiagnostik anwenden. Sie ist eine einfache und effektive Art der Selbstbehandlung. Diese Methode ist auf kein Alter beschränkt, das heißt, sie ist bei Kindern ebenso anzuwenden wie bei Erwachsenen. Sie ist frei von Nebenwirkungen, man braucht keinerlei Geräte oder Strom. Außerdem ist sie schnell durchführbar, und jeder kann sie anwenden."

Die Aura ist wie ein Schutzschild für den Körper? Was kann die Aurafunktion beeinträchtigen?
Jeder Mensch befindet sich in dem Informationsfeld der Erde. Dieses Informationsfeld ist für alle Menschen gleich. Auch, wenn wir dieses Feld nicht sehen können, heißt das noch lange nicht, dass es nicht da ist. Nehmen wir zum Beispiel die UV – Strahlen: Wir können sie nicht sehen, und doch wissen wir, dass es sie gibt und sie uns täglich, wenn wir uns im Freien aufhalten, umgeben. Nichts ist so, wie es scheint. Die Menschen nehmen Dinge und Ereignisse unterschiedlich wahr. So kommt es auch, dass jeder eine andere Sicht der Dinge hat, die man vorher zusammen erlebt hat. Denn jeder von uns hat seine eigenen Filter: Wir sehen, hören und fühlen in einem bestimmten Rahmen (Grenzen). Nach diesem ersten Ereignisfilter schaltet sich der religiöse Filter ein. Mit ihm unterscheiden wir Gutes und Schlechtes. Danach kommt der soziale Filter: Hier haben wir unsere Normen und Verhaltensregeln, Kenntnisse und so weiter gespeichert. Unser tägliches Leben und Erleben durchläuft stets all diese Filter.

Der Wirkungskreis des Glücks ist unbegrenzt. Er dehnt sich in dem Maße aus, wie die Anschauungen sich weiten; er wird erhöht mit der Erhöhung der Gefühle des Herzens.
JOHANN HEINRICH PESTALOZZI

50

Nachdem wir alle Informationen gefiltert haben, geben wir unser Urteil ab. Dieses Urteil kann jeder nach seinen eigenen Grenzen und Richtlinien zulassen. Indem wir etwas ablehnen, uns beleidigt fühlen oder jemanden beschuldigen, schwächen wir unser eigenes Feld. So ist es leicht, unser energetisches Feld, also unsere Aura, zu verletzen. Es werden beide energetische Schäden davontragen, derjenige der aggressiv war und derjenige, der auf diese Aggressivität reagiert hat. Und dabei es ist egal, ob Sie laut und mit Schlägen reagiert haben oder ob Sie sich unterdrücken ließen und Ihre Gegenreaktion sozusagen „geschluckt" haben. Denn es ist nicht wichtig, ob Sie etwas sagen oder nicht. Es ist wichtig, nicht zu reagieren.

Wenn zum Beispiel jemand auf der Straße schreit: „Hey, du Blödmann!" Drehen Sie sich dann um? Überlegen Sie, ob Sie damit gemeint sind? Nein? Genau das ist es. Man reagiert nur dann, wenn man diese Situation zulässt, wenn man selber genauso denkt und dieselbe Vorstellung hat, wie der Andere, der „Blödmann" gerufen hat. Auch dann, wenn man sich das äußerlich nicht anmerken lässt. Am besten ist es, wenn man die Welt so wahrnimmt, wie die Kinder es machen: Bedingungslos, ohne eigenes Urteil. Sie haben immer Recht, lassen Sie bitte zu, dass der andere auch Recht hat, ein Recht zu haben.

Ein Mensch ist eine mehrschichtige Zelle in einem riesigen Organismus namens Universum. Er kann nur dann gesund und glücklich sein, wenn er in Harmonie und Einheit mit sich selbst und seiner Umgebung lebt. Wenn aber in unser Bewusstsein eine Verspannung kommt, in Bezug auf eine Reaktion durch die Umwelt, dann entsteht eine Disharmonie. Das führt zur Harmoniezerstörung, und so kommt es in unserem Bio – Informations – Feld, also unserer Aura, zu Deformierungen.

Und das nicht nur bei Erwachsenen, auch bei Kindern. In wie weit dann die gesundheitlichen Probleme auftreten, und wie tief diese Probleme dann letztendlich sind, zeigen uns, wie weit dieser Mensch von seinem Weg abgekommen ist. Im Prinzip sind wir alle gleich: Wir essen und trinken die gleichen Lebensmittel und atmen dieselbe Luft. Doch warum haben wir dann unterschiedliche Krankheiten? Es stimmt wirklich, bei uns ist alles gleich, bis auf eine einzige Ausnahme: Unsere Gedanken, unsere Weltansicht, wie wir zu unserer Umgebung stehen, oder, ganz einfach gesagt: unsere Emotionen. Aber gerade in den Emotionen, unseren Gedanken und Gefühlen, können wir die erste Ursache für die Entstehung einer Krankheit finden. *Oft reicht es aus, aufmerksam auf die eigenen Emotionen, auf seinen eigenen Körper zu achten, um zu verstehen, welche Emotionen bestimmte Probleme hervorgerufen haben.*

Der Körper spiegelt unsere Gedanken wider. Wir wissen aus der Physik, dass jede Emotion eine Reihe von Frequenzen und Wellen besitzt. Und jede gesunde Zelle und jedes Organ sendet eine Frequenz oder ein Spektrum von Frequenzen, die nur für diese Zelle und das Organ charakteris-

Das große unzerstörbare Wunder ist der Menschenglaube an Wunder.
Jean Paul

tisch sind. Deshalb ist jede Emotion, besonders wenn sie mit Gefühl ausgedrückt wird, in der Lage, das Feld (unsere Aura), zu deformieren und die Arbeit der Zellen, Organe oder sogar des ganzen Organismus durcheinander zu bringen oder zu schaden."

Wie kann man seine Aura wieder vollkommen herstellen?
Unser Bio - Informations - Feld (unsere Aura) kann man mit verschiedenen Methoden wieder herstellen. Das muss man ganz individuell entscheiden. Wichtig ist aber vor allen Dingen, die Ursache der Deformation zu finden.

Mit der Biolokation stellt man den Zeitpunkt fest, wann es zur Deformation gekommen ist. Dadurch kann man sich nun an den Zeitpunkt und an die Situation erinnern, durch die es zur Deformierung des Feldes kam. Man muss die eigene Reaktion auf das bestimmte Ereignis durchschauen und in dieser Situation auch etwas Positives finden. Dann muss man sich noch für die Lehre, die einem durch diese Situation zu Teil wurde, bedanken. Denn durch diese Situation sind Sie, zum Beispiel, unabhängiger, sicherer und ehrlicher zu sich selbst geworden. Wenn Sie alles richtig gemacht haben, wird das Feld wieder hergestellt, und zwar auf der höchsten Ebene, der Informationsebene. Und das wiederum bedeutet, dass das Problem auch auf der körperlichen Ebene verschwindet. Man kann aber auch einfach das deformierte Feld mit Energie, zum Beispiel wie einen Luftballon, füllen. Aber das kann man mit denjenigen vergleichen, die

Luft in löchrige Reifen pumpen. Das ist am Anfang der Behandlung möglich und auch dann, wenn sich eine Person in einem kritischen Zustand befindet, in einem extremen Fall, damit sie Kraft und Zeit hat, um ihre eigenen Fehler und ihr Fehlverhalten zu verarbeiten.

Gibt es eine Technik zur Stärkung der Aura?
Ja, und zwar viele, aber das Endziel bei allen diesen Techniken ist, eine Einheit mit dem Universum zu bilden, in Harmonie mit sich selbst und seiner Umgebung zu kommen. Alle Menschen sind unterschiedlich. Für den Einen ist gut, wenn er mit der energetischen Arbeit anfängt, für den Anderen ist es vielleicht besser, mit Vorstellungen zu arbeiten, und noch ein Anderer arbeitet mit der Visualisierung. Da gibt es kein Patentrezept, das für jeden passt. Deshalb bieten wir mehrere Möglichkeiten an. So kann jeder die für ihn passende Technik und Behandlung für seine Aura herausfinden.

Muss ich meinen behandelnden Arzt informieren, wenn ich eine Technik zur Wiederherstellung meiner Gesundheit anwende?
Das ist nicht unbedingt notwendig. Denn wir machen nichts, was sich mit der Behandlung Ihres Arztes überschneidet. Negative Interaktionen mit den bestehenden Behandlungen wird es nicht geben. Sie werden ja keine zusätzlichen Medikamente und dergleichen einnehmen. Aber Sie können Ihren Arzt überraschen, indem Sie wieder

Ein guter Arzt ist, wer sichere Mittel gegen bestimmte Krankheiten hat oder, falls er sie nicht besitzt, denen, die sie haben, gestattet, seine Kranken zu heilen.
Jean de La Bruyèr

54

gesund werden, obwohl Sie keine gute Prognose gehabt haben. Doch seien Sie sicher, Ihren Erfolg wird er sich selbst und seiner verordneten Behandlung zuschreiben.

Wann darf man diese Techniken zur Wiederherstellung der Gesundheit nicht anwenden, das heißt: gibt es Kontraindikationen?
Es gibt keine Gegenanzeigen. Wichtig ist, dass ein Mensch eine große Motivation hat, dass er bereit ist, die Verantwortung für seine eigene Gesundheit und für alles, was mit ihm passiert ist, zu übernehmen. Man muss auch regelmäßig an sich arbeiten, um seine Gesundheit zu erhalten.

Sollte man vom Arzt verordneten Medikamente absetzen, wenn man diese Techniken durchführt?
Nein, diese Techniken funktionieren auch, wenn Sie Medikamente nehmen. Dazu müssen Sie sich mit Ihrem Arzt beraten.

Sind auch Erbkrankheiten mit den russischen Methoden heilbar? Und falls ja, wie soll das gehen? Schließlich sind doch unsere Krankheiten in unseren Genen festgelegt.
Wenn ein Vorfahre Ihrer Familie nicht in Harmonie mit sich selbst und seiner Umgebung war, dann konnte das zu Krankheiten führen. Diese Krankheiten haben Spuren in den Genen hinterlassen. Die veränderten Gene wurden dann an die nächste Generation weitergegeben und spiegeln sich nun in unserer heutigen Zeit als Krankheit wider. Doch dieser Situation

müssen Sie nicht mehr hilflos gegenüberstehen, und Ihre Krankheit als gegeben hinnehmen und ertragen. Da wir wissen, dass alles ein Gedanke ist, besteht die Möglichkeit, nach der Korrektur der Lebensansicht, mit der Liebe im Herzen, und wenn man die Harmonie wieder findet, diese genetische Situation zu ändern. Alles hinterlässt eine Spur in den genetischen Programmen und sogar in dem Programm einer jeden Zelle. Das ist auch der Grund, warum die Energie der bösen Gedanken den genetischen Apparat vernichtet und die Energie der Liebe in der Lage ist, die Deformationen und die Veränderungen im genetischen Programm zu verändern, zu reparieren.

Wie lange dauert es, bis ein Organ oder Zahn vollständig nachgewachsen und voll funktionsfähig ist?
Wir haben schon über Einiges, was man unbedingt erfüllen muss, um wieder gesund zu werden, gesprochen. Das heißt, die Liebe im Herzen neu entdecken, seine Weltanschauung ändern, usw. Je genauer man diese Bedingungen erfüllt, um so schneller wird man Erfolg haben. Das gilt für „normale Krankheiten" ebenso wie für eine Organregeneration. Man muss Eins verstehen: Es ist wichtig, nicht ein Organ nachwachsen zu lassen, sondern die Gesundheit zurückzugewinnen. Und es kann passieren, dass der Körper nicht genügend Kraft für eine physische Regeneration hat, weil er gerade genug andere Aufgaben zu erledigen hat. Zum Beispiel will jemand aus Neugier einen Zahn nachwachsen lassen, obwohl die lebensnotwen-

Die Dummheit ist die sonderbarste aller Krankheiten! Der Kranke leidet nie unter ihr. Die, die leiden, sind die anderen.
PAUL-HENRY CHARLES SPAAK

56

digen Organe nicht gesund sind. Das kann den Körper dann sehr leicht überfordern. Deswegen ist es wichtig, dass man als erstes die Gesundheit wiederherstellt und danach die kosmetischen Defekte beseitigt. Je länger man sich dann am Tag mit der Regeneration beschäftigt, um so schneller sind auch die Erfolge spürbar.

Kann man auch Krebs behandeln?
Ja, das ist möglich. Doch gibt es einen großen Irrtum, der da heißt: Der Krebs muss weg oder die Krankheit muss weg, mein schlechtes Leben muss weg etc. Nichts muss weggehen, WIR müssen zu etwas hingehen: Zur Gesundheit und der Liebe zu uns und zur Liebe für unsere Umgebung! Das ist ein riesiger Unterschied!

Kann verhindert werden, dass eine Tumorerkrankung wiederkommt?
Ja, das ist möglich und auch sehr wichtig. Nur muss man auch verstehen, warum sich der entfernte Tumor wieder regeneriert. Das passiert, weil die Ursachen, die zu dem Tumor geführt haben, noch geblieben sind. Auch die Information, die Energie und das Phantom des Tumors sind geblieben. Damit der Tumor nicht mehr wiederkommt, muss man das alles mit entfernen. Und das heißt wiederum, dass man Vieles im Leben durchdenken und ändern muss. Und das Wichtigste ist, dass man anfängt, in Liebe und Harmonie zu leben. Außerdem muss man dem Körper helfen, wieder zu Kräften zu kommen.

**Bitte denken Sie immer daran:
Ihr Heiler sind Sie selbst, Sie ganz allein.
Der Schlüssel zu Ihrer Gesundheit liegt in Ihren
Händen.**

Besuchen Sie jetzt unsere Internetseite!

www.russische-heilgeheimnisse.com

Der Mensch gerät
in große Gefahr,
wenn er seine einseitig
gewonnene Erfahrung
zum alleinigen Maßstab
seines Urteils und zum Prinzip seines Handelns macht.
FRIEDRICH HEBBEL

Das neue Buch von mir!

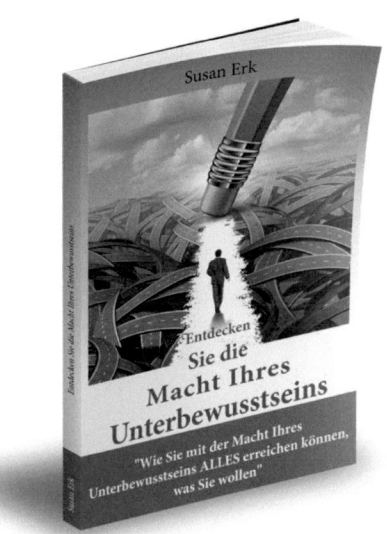

„Entdecken Sie die Macht Ihres Unterbewusstseins"

*Wie Sie mit der Macht Ihres
Unterbewusstseins ALLES
erreichen können, was Sie wollen*

Seit August 2013 als Buch, Ebook oder PDF erhältlich!

Jetzt gleich hier reinschauen und profitieren!

www.russische-heilgeheimnisse.info